FIBROMYALGIE
Un guide pour comprendre et gérer la fibromyalgie

Stephanie Sawyer

Copyright © 2024 by Rivercat Books LLC

All rights reserved.

No portion of this book may be reproduced in any form without written permission from the publisher or author, except as permitted by U.S. copyright law.

CONTENTS

Introduction	1
Chapitre 1 : Qu'est-ce que la fibromyalgie ?	3
Chapitre 2 : Causes potentielles et facteurs de risque de la fibromyalgie	10
Chapitre 3 : Signes, symptômes et facteurs déclenchants de la fibromyalgie	17
Chapitre 4 : Comment la fibromyalgie est-elle diagnostiquée ?	30
Chapitre 5 : Complications de la fibromyalgie	39
Chapitre 6 : Traitement médical de la fibromyalgie	45
Chapitre 7 : Thérapies alternatives de la fibromyalgie	49
Chapitre 8 : Aider un proche à surmonter la fibromyalgie	57
Conclusion	61

INTRODUCTION

Avez-vous marché sur la route la nuit, sans source de lumière, et donné un coup de pied dans une pierre ou un objet dur, vous blessant à l'orteil ? Vous êtes-vous trouvé dans la cuisine en train de couper des tomates et vous êtes-vous accidentellement coupé la main ? Avez-vous vécu un chagrin d'amour ou perdu un proche ? Si vous avez répondu par l'affirmative à l'une de ces questions, vous savez ce qu'est la douleur.

Ces scénarios montrent qu'il est toujours possible d'éprouver des douleurs dans différents domaines de notre vie et qu'il est impossible de vivre sans en éprouver à un moment ou à un autre. Les douleurs décrites ci-dessus ont toutes des périodes de péremption, car notre corps guérit avec le temps, quel que soit le type de blessure, de maladie ou de mal. Certaines afflictions peuvent durer plus longtemps que d'autres ; par exemple, la douleur ressentie après avoir donné un coup de pied dans une pierre n'est pas comparable à la douleur ressentie lors de la perte d'un être cher.

Chez certaines personnes, cependant, la douleur n'a pas de délai de péremption et elles vaquent à leurs occupations quotidiennes avec des douleurs dans toutes les parties du corps, même si elles n'ont pas été blessées. Ce phénomène est dû à une maladie qui inhibe le traitement de la douleur par l'organisme. Cette maladie, appelée fibromyalgie, peut survenir chez des personnes de tous âges, de tous horizons et de toutes les régions du monde. Cette douleur affecte le système musculo-squelettique et le système nerveux, qui est chargé de transmettre les signaux de la douleur au cerveau.

La fibromyalgie est une maladie chronique qui affecte toutes les terminaisons nerveuses en raison d'un traitement anormal de la perception de la douleur par l'organisme. Cette maladie est incurable, mais les symptômes peuvent être pris en charge par des médecins et d'autres professionnels de la santé au moyen de médicaments et de diverses méthodes de traitement alternatives. Ce livre propose une analyse approfondie des données scientifiques permettant d'expliquer les causes de la fibromyalgie et la manière dont elle peut être prise en charge. Que vous souffriez personnellement de fibromyalgie ou que vous cherchiez simplement à mieux comprendre ce que vit un proche, ce livre vous aidera à comprendre pleinement ce qu'est la fibromyalgie, quels en sont les symptômes et comment ils peuvent être pris en charge et améliorés.

CHAPITRE 1 : QU'EST-CE QUE LA FIBROMYALGIE ?

La fibromyalgie est une affection qui se caractérise par des douleurs intenses dans le système musculo-squelettique du corps. Elle se caractérise par des troubles du sommeil, de la fatigue, des pertes de mémoire et des sautes d'humeur constantes. Des études médicales ont montré qu'en raison de la façon dont le message de la douleur est interprété dans le cerveau et la moelle épinière, la fibromyalgie peut exacerber cette stimulation douloureuse. En d'autres termes, les cellules cérébrales réagissent parfois de manière excessive ou interprètent mal les signaux de la douleur corporelle. Cela peut parfois être dû à une disproportion des substances chimiques du cerveau ou à un dysfonctionnement du ganglion de la racine dorsale. Dans ce cas, les nerfs douloureux du corps sont gravement affectés.

La fibromyalgie est une affection très répandue. En fait, c'est la deuxième affection musculo-squelettique la plus fréquente. Elle provoque non seulement des douleurs articulaires et une gêne pour le corps, mais peut également être à l'origine d'un stress mental.

L'une des raisons pour lesquelles la fibromyalgie semble être une affection compliquée est qu'il est très difficile de la diagnostiquer correctement. Bien que la plupart des experts médicaux considèrent la fibromyalgie comme un syndrome rhumatismal, il n'existe pas de tests permettant de vérifier l'authenticité d'un diagnostic de fibromyalgie. Parce qu'elle peut provoquer des douleurs dans les tissus mous ou des douleurs myofasciales, de nombreux diagnostics confondent la fibromyalgie avec l'arthrite. Néanmoins, la fibromyalgie diffère de l'arthrite en ce qu'elle ne présente aucune forme d'inflammation musculaire ou articulaire. En règle générale, la fibromyalgie ne se guérit pas. Elle ne peut être prise en charge que médicalement, à l'aide d'un mélange de traitements psychologiques et physiothérapeutiques. Les personnes souffrant de fibromyalgie peuvent avoir besoin d'adopter un nouveau mode de vie sain pour vivre de manière optimale. Heureusement, nous comprenons de mieux en mieux la fibromyalgie et de nouvelles méthodes de traitement sont mises au point au fil du temps.

Les causes de la fibromyalgie sont généralement connues sous le nom de "régions douloureuses". Il s'agit de régions du corps appelées "points sensibles" ou "trigger points". Il a été observé que ces régions se chevauchent souvent les unes les autres. Parfois, lorsqu'une personne a souffert d'une infection ou d'un traumatisme, qu'elle a subi une intervention chirurgicale ou même qu'elle a été stressée psychologiquement, les symptômes de la fibromyalgie peuvent commencer à se manifester. Il semble que la fibromyalgie se développe en réponse au stress subi par l'organisme et commence à envoyer des signaux de douleur alors qu'il n'y a rien de physiquement "anormal".

D'autres études ont montré que les hommes sont moins susceptibles de souffrir de fibromyalgie. Les chercheurs médicaux ont également constaté que les personnes atteintes de fibromyalgie peuvent également souffrir de certaines affections sous-jacentes telles que les troubles de l'articulation temporo-mandibulaire, la dépression, l'anxiété, les maux de tête, le syndrome du côlon irritable, le syndrome de fatigue chronique, la cystite interstitielle et le syndrome de tachycardie posturale.

Les personnes les plus exposées au risque de fibromyalgie sont celles qui ont des antécédents familiaux de fibromyalgie. Les personnes souffrant d'arthrite sont également à risque.

Mythes sur la fibromyalgie

Les gens ne vous prennent peut-être pas au sérieux lorsque vous vous plaignez constamment de douleurs articulaires et corporelles, mais ces douleurs sont une réalité quotidienne pour les personnes atteintes de fibromyalgie. De nombreuses personnes de l'entourage, et même des médecins, sont souvent prompts à rejeter la gravité de cette affection. Ce rejet peut s'expliquer par la nature indéfinie du diagnostic de la fibromyalgie. Vous avez probablement entendu beaucoup de choses sur la fibromyalgie, certaines vraies, d'autres fausses, et peut-être même des demi-vérités. Voici quelques-uns des mythes que vous avez peut-être entendus à propos de la fibromyalgie :

1. **La fibromyalgie est fausse.** De nombreuses personnes dans le monde pensent encore que la fibromyalgie n'est pas légitime. La raison en est que la fibromyalgie ne présente pas de véritables symptômes ; il s'agit plutôt d'un syndrome. Il s'agit plutôt d'un syndrome, c'est-à-dire d'un ensemble de signes. Ces symptômes sont enregistrés et diagnostiqués au mieux par un spécialiste de la fibromyalgie.

2. **Tout le monde peut diagnostiquer la fibromyalgie.** Une idée fausse très répandue veut que n'importe qui puisse diagnostiquer la fibromyalgie. C'est tout simplement faux. Un spécialiste de la fibromyalgie est la personne la mieux placée pour diagnostiquer la maladie. Pour diagnostiquer la fibromyalgie, le spécialiste doit examiner les antécédents médicaux de la personne qui en souffre et évaluer certains points sensibles de son corps.

3. **Elle a une cause cachée.** Certains pensent que la fibromyalgie est héréditaire ou qu'elle résulte de la situation géographique d'une personne. D'autres pensent que la fibromyalgie pourrait être causée par la coalescence. Contrairement à la croyance mystique de nombreuses personnes, la cause de la fibromyalgie est encore inconnue.

4. **Il n'existe pas de traitement pour la fibromyalgie.** Bien que la fibromyalgie ne puisse pas être guérie, elle peut être prise en charge avec

l'aide d'un médecin. Certains de ces traitements peuvent contribuer à réduire la douleur dans votre corps et à améliorer votre santé physique. Les remèdes pour traiter la fibromyalgie ne se présentent pas tous sous forme de pilules. En fait, l'un des traitements les plus efficaces de la fibromyalgie consiste simplement à changer de mode de vie. Le traitement et la prise en charge de la fibromyalgie sont généralement globaux et comprennent des éléments tels que des médicaments, le sommeil, l'alimentation, l'exercice physique, la réduction du stress et bien d'autres choses encore.

5. **Tous les médecins comprennent la fibromyalgie.** Vous est-il déjà arrivé de vous confier à votre médecin et de lui expliquer la douleur que vous ressentez dans votre corps, sans qu'il ne parvienne à comprendre votre état malgré vos illustrations et vos descriptions ? C'est précisément ce que les personnes atteintes de fibromyalgie vivent chaque jour dans les hôpitaux, les cliniques et entre les mains des médecins. La plupart du temps, la douleur de la fibromyalgie est inexplicable. Malheureusement, en raison d'un diagnostic tardif, les symptômes et les effets de la fibromyalgie peuvent s'être installés profondément dans l'appareil locomoteur. Malgré l'ampleur des signes, en raison des nombreux mystères qui entourent la fibromyalgie, de nombreux praticiens médicaux n'ont pas encore compris la véritable nature de l'affection fibromyalgique.

6. **La fibromyalgie est un diagnostic générique.** On a l'impression que la fibromyalgie est un diagnostic de repli, car les tests de laboratoire ne sont pas suffisants ou assez précis pour la diagnostiquer, et l'examen physique ne compense pas cette lacune. La fibromyalgie ne fait pas l'objet d'un diagnostic complet ; au contraire, le diagnostic est généralement très directif.

7. **La fibromyalgie ne touche que les femmes.** Il est faux de croire que la fibromyalgie est une maladie féminine. Bien que plusieurs types de recherches, de rapports et de statistiques montrent que la fibromyal-

gie touche principalement les femmes, elle peut néanmoins affecter les hommes. L'Association nationale de la fibromyalgie (NFA) a indiqué qu'environ trois personnes sur quatre diagnostiquées avec la fibromyalgie sont des femmes.

8. **La fibromyalgie et l'arthrite sont identiques.** Vous commettez peut-être une erreur en pensant que la fibromyalgie et l'arthrite sont des affections musculo-squelettiques identiques. Les symptômes peuvent sembler similaires, mais cela ne signifie pas qu'il s'agit de la même chose. Il existe une légère différence entre la fibromyalgie et l'arthrite. Si les personnes atteintes de fibromyalgie et d'arthrite peuvent toutes deux ressentir une fatigue musculaire et des douleurs, l'arthrite s'accompagne également d'une inflammation, alors que la fibromyalgie se limite à la douleur et à la fatigue sans cause évidente.

9. **Les personnes atteintes de fibromyalgie doivent être mises au régime.** La fibromyalgie est-elle une maladie diététique ? Non, ce n'est pas le cas. Des recherches récentes menées par les National Institutes of Health (NIH) n'ont pas mis en évidence de remède diététique à la fibromyalgie. Toutefois, bien qu'il ne s'agisse pas d'un remède, de nombreuses personnes constatent une réduction de la gravité de leurs symptômes grâce à une alimentation saine, exempte d'alcool et d'aliments transformés.

10. **Les remèdes alternatifs ne sont d'aucune utilité.** Avez-vous essayé d'atténuer les symptômes de la fibromyalgie en utilisant des remèdes alternatifs tels que le yoga, le qigong et le tai-chi ? Beaucoup de ceux qui ont essayé ces pratiques ont constaté des changements significatifs et une amélioration de leur état de santé. Ces remèdes alternatifs sont également appelés thérapies méditatives par le mouvement. Des recherches menées par Rheumatology International ont révélé que les personnes qui appliquaient correctement ces remèdes alternatifs dormaient mieux

et étaient capables de lutter avec succès contre la dépression, la fatigue et l'anxiété. On a également découvert qu'un massage du tissu conjonctif pouvait contribuer à soulager la fatigue, l'insomnie et la dépression, en particulier chez les femmes souffrant de fibromyalgie.

11. **Il est préférable d'éviter de faire de l'exercice.** Les personnes atteintes de fibromyalgie doivent-elles s'abstenir de faire de l'exercice ? Jusqu'à preuve du contraire, l'exercice régulier reste le remède le plus efficace contre la fibromyalgie. Des recherches récentes menées par l'American College of Rheumatology ont permis de faire cette découverte. Les exercices aérobiques tels que la marche ou la randonnée, le jogging ou la course, le vélo, la natation, l'aviron, le patin à roues alignées et le ski ont prouvé qu'ils aidaient les personnes atteintes de fibromyalgie à se sentir mieux et à se rétablir plus rapidement. Une autre étude médicale montre également que des étirements réguliers constituent un bon exercice pour les personnes atteintes de fibromyalgie. La pratique d'une activité régulière par une personne atteinte de fibromyalgie s'accompagnera d'un certain nombre de difficultés au début, mais au fil du temps, l'effort en vaudra la peine.

12. **Il s'agit simplement d'une sensation de fatigue.** Beaucoup de gens pensent que la fibromyalgie n'est qu'une simple sensation de fatigue. C'est peut-être le cas si l'on regarde de l'extérieur, mais les personnes atteintes de fibromyalgie savent qu'il ne s'agit pas d'une simple sensation, mais de quelque chose de plus profond. Le niveau de fatigue que provoque la fibromyalgie est extraordinaire et s'accompagne également d'autres symptômes.

13. **Les personnes atteintes de fibromyalgie sont impuissantes.** La fibromyalgie n'a pas de cause connue et il n'existe pas de remède à la fibromyalgie. Cela signifie-t-il que les personnes atteintes de fibromyalgie sont totalement désespérées ? Non ! Pas du tout ! De nombreux traite-

ments médicaux et alternatifs peuvent aider à soulager les symptômes de la fibromyalgie. Si vous souffrez de fibromyalgie, vous ne devez pas vous enfermer dans une seule forme de traitement. Il existe de nombreuses façons différentes d'aborder votre diagnostic et de commencer à contrôler vos symptômes.

CHAPITRE 2 : CAUSES POTENTIELLES ET FACTEURS DE RISQUE DE LA FIBROMYALGIE

Il est normal de se blesser de temps en temps ; ces moments font naturellement partie de la vie. Le corps est composé de nombreux systèmes, organes, tissus, nerfs et cellules qui servent, à des degrés divers, à l'accomplissement de toutes les fonctions de l'organisme. Un écart dans la performance ou une incapacité de l'organisme à remplir toutes ses fonctions est appelé maladie. Toutes les cellules de l'organisme connaissent les fonctions qu'elles doivent remplir et, si l'organisme est en bonne santé, ces fonctions s'accomplissent comme une machine bien huilée.

Lorsque vous vous blessez, les cellules responsables de la guérison de la blessure doivent commencer à fonctionner immédiatement. La première chose que fait le corps est de nous informer de la douleur qui accompagne la blessure. L'information est transmise dans le corps par des signaux nerveux ; il y a des terminaisons nerveuses dans de nombreuses zones du corps, et elles sont chargées d'informer le corps de différentes sensations.

Dès que nous nous blessons, des signaux nerveux partent de la zone blessée et arrivent au cerveau par la moelle épinière. Le cerveau interprète le signal comme une douleur et envoie une notification indiquant que quelque chose ne va pas dans le corps. Au fur et à mesure que la blessure guérit, la douleur diminue et disparaît lorsque la plaie est complètement cicatrisée. Vous ne devriez ressentir de la douleur que lorsque vous êtes blessé.

Une autre façon de voir les choses est d'imaginer le corps comme un téléphone qui vous envoie une notification chaque fois qu'il se trouve à proximité d'un point d'accès Wi-Fi ouvert. Vous ne devez recevoir des notifications que lorsqu'un point d'accès est disponible ; vous ne devez pas recevoir de notifications Wi-Fi s'il n'y a pas de point d'accès Wi-Fi ouvert dans les environs.

Les patients atteints de fibromyalgie ressentent généralement des douleurs dans tout le corps, même lorsqu'ils ne sont pas malades ou blessés. Contrairement à la douleur causée par des blessures qui disparaît lorsque la blessure est guérie, cette douleur ne disparaît pas. Non seulement ces patients ressentent constamment des douleurs, mais les blessures mineures et les contusions leur font beaucoup plus mal qu'elles ne le feraient normalement. Ils ressentent également de la douleur pour des choses qui ne devraient pas en causer.

Il n'existe pas de causes universellement reconnues de cette maladie. Certains médecins pensent qu'elle est due à un défaut dans la manière dont le cerveau et la moelle épinière interprètent les signaux de la douleur, mais personne n'en est certain à l'heure actuelle.

Ce que nous savons universellement, c'est que la fibromyalgie se traduit par une augmentation du nombre de cellules qui transmettent les signaux de la douleur au cerveau. L'augmentation du nombre de signaux porteurs de douleur coïncide avec une réduction des cellules responsables du ralentissement de la douleur. Dans ce cas, la douleur ne s'arrête jamais et c'est comme si le volume de la douleur était toujours augmenté, quel que soit l'état de l'organisme.

Causes possibles de la fibromyalgie

De nombreuses personnes ont signalé des causes différentes pour leur état, il semble donc possible d'avoir plus d'une cause pour la fibromyalgie. De nombreux facteurs peuvent perturber les signaux de la douleur. Certaines de ces causes sont expliquées ci-dessous.

Génétique

Des recherches ont été menées pour déterminer les causes de la fibromyalgie et il a été suggéré que la génétique pouvait jouer un rôle dans son développement. Des études ont montré que les personnes sont plus susceptibles de souffrir de fibromyalgie si l'un de leurs parents en est atteint, bien que les gènes exacts responsables de ce phénomène soient inconnus.

Messages de douleur anormaux

La difficulté du cerveau à traiter les signaux électriques a été identifiée comme l'une des causes de la fibromyalgie. Cette difficulté pourrait résulter de modifications des substances chimiques présentes dans le système nerveux. Les informations doivent être transférées dans tout le corps par le système nerveux central (SNC) à l'aide d'un réseau de cellules spécialisées, mais lorsqu'il y a un changement dans le fonctionnement du SNC, cela entraîne une sensibilité accrue à la douleur et une sensation constante d'inconfort. J'ai mentionné plus haut que les causes sont relativement inconnues et qu'il n'existe que des théories sur ce qu'elles pourraient être. La théorie des messages de douleur anormaux est étayée par le fait que la plupart des personnes atteintes de fibromyalgie présentent généralement d'autres pathologies qui affectent le traitement de la douleur par le SNC. Il peut s'agir de migraines, du syndrome du côlon irritable (SCI) ou de troubles craniomandibulaires, qui affectent les muscles et les articulations de la mâchoire.

Déséquilibres chimiques

J'ai mentionné plus haut que le cerveau est chargé d'interpréter les signaux qui lui sont envoyés par diverses terminaisons nerveuses. Certaines hormones présentes dans le cerveau lui permettent de remplir ses fonctions ; si le niveau optimal d'hormones dans le cerveau n'est pas atteint, ses fonctions sont inhibées. Des recherches ont montré que les personnes atteintes de fibromyalgie ont un faible taux d'hormones sérotonine, noradrénaline et dopamine dans leur cerveau.

Les faibles niveaux de ces hormones pourraient être un facteur, car elles sont responsables de la régulation de certains sentiments dans le corps, tels que l'humeur, l'appétit, le sommeil, le comportement et la réponse au stress. La dopamine, la noradrénaline et la sérotonine sont également impliquées dans le processus d'interprétation des signaux de douleur envoyés par les nerfs. Des études ont également montré que l'augmentation des niveaux de l'hormone cortisol, qui est libérée lorsque l'organisme est soumis à un stress, contribue à déclencher la fibromyalgie.

Troubles du sommeil

Les troubles du sommeil sont généralement considérés comme l'un des symptômes de la fibromyalgie, mais ils peuvent également en être la cause. Les personnes souffrant de fibromyalgie ont en effet du mal à dormir profondément, ce qui entraîne une fatigue diurne. Les personnes qui dorment mal peuvent également souffrir de douleurs importantes, ce qui suggère que le manque de sommeil contribue à d'autres symptômes de la fibromyalgie.

Facteurs de risque de la fibromyalgie

Des études ont montré que la fibromyalgie peut toucher différents types de personnes vivant dans des lieux différents, de religions, d'orientations sexuelles, de sexes et de races différents, mais que son apparition est plus fréquente chez certaines personnes que chez d'autres. Ces facteurs sont expliqués ci-dessous :

Genre

Des études ont montré que la fibromyalgie est plus fréquente chez les femmes que chez les hommes. Les médecins supposent que les différences dans l'apparition de cette maladie chez les deux sexes pourraient être dues à la façon différente dont les hommes et les femmes réagissent à la douleur ainsi qu'aux attentes de la société en matière de réactions à la douleur.

Manque d'exercice

La recherche a montré que la fibromyalgie est plus fréquente chez les personnes qui ne pratiquent pas d'activité physique. Cette théorie est étayée par le fait que l'exercice est l'une des méthodes de traitement prescrites aux personnes atteintes de cette maladie.

Maltraitance émotionnelle et physique

Le risque de développer une fibromyalgie à l'âge adulte est plus élevé chez les enfants victimes de maltraitance que chez ceux qui n'ont pas été maltraités. Des études ont montré que la maltraitance affecte et modifie la façon dont le corps réagit à la douleur et au stress.

Le syndrome de stress post-traumatique (SSPT)

Certaines personnes développent des problèmes de santé mentale après avoir été témoins ou avoir vécu un événement horrible tel qu'une agression sexuelle, un décès, une guerre, un accident ou un enlèvement. La réaction provoquée par de telles circonstances a été liée au développement de la fibromyalgie chez certaines personnes.

L'âge

Il n'y a pas de limite d'âge pour être diagnostiqué avec cette maladie. Elle peut toucher des personnes de tous âges, même des enfants. Des études ont toutefois montré que la fibromyalgie est le plus souvent diagnostiquée chez les personnes d'âge moyen et que le risque de développer une fibromyalgie augmente avec l'âge.

Lupus ou polyarthrite rhumatoïde

Le lupus est une maladie auto-immune dans laquelle le système immunitaire, qui devrait combattre les cellules nocives de l'organisme, commence à attaquer par erreur les cellules saines. La polyarthrite rhumatoïde (PR) est une forme d'arthrite qui affecte les articulations du corps. Les personnes qui en souffrent ressentent des douleurs, des raideurs et une perte de fonction dans les articulations. Elle touche de nombreuses parties du corps, mais elle est plus fréquente au niveau du poignet et des doigts. Les personnes souffrant de lupus et de polyarthrite rhumatoïde ont un risque plus élevé de développer une fibromyalgie.

Blessures répétitives

Quelques recherches ont suggéré un lien entre les blessures répétitives et le développement de la fibromyalgie. Les blessures résultant d'un stress répétitif sur une articulation, comme la flexion fréquente du genou, pourraient augmenter les risques de développer une fibromyalgie.

Infections

La présence d'une maladie, en particulier d'une infection virale, peut déclencher le développement de la fibromyalgie ou augmenter l'apparition de ses symptômes. Des maladies telles que la grippe, la pneumonie, les infections gastro-intestinales causées par les bactéries salmonelles et shigelles, et le virus d'Epstein-Barr ont été associées à la fibromyalgie.

Douleur récurrente localisée

Sur la base des cas de fibromyalgie signalés, plusieurs études ont montré que les personnes qui ressentent des douleurs récurrentes dans une partie spécifique du corps ont un risque plus élevé de développer cette maladie.

CHAPITRE 3 : SIGNES, SYMPTÔMES ET FACTEURS DÉCLENCHANTS DE LA FIBROMYALGIE

Comme nous l'avons vu dans les chapitres précédents, la fibromyalgie est une affection qui se traduit par des douleurs corporelles générales. Parmi les causes possibles, citons la fatigue, les problèmes et troubles du sommeil, la détresse mentale et émotionnelle, la génétique et le fait de ne pas bouger suffisamment. Dans ce chapitre, nous allons explorer certains des signes et symptômes courants de cette affection.

Signes et symptômes courants de la fibromyalgie

La fibromyalgie provoque ce que l'on appelle aujourd'hui communément des *régions douloureuses*. Certaines de ces régions se chevauchent avec ce que l'on appelait autrefois des zones de sensibilité, généralement connues sous le nom de " points sensibles" ou *"points de déclenchement"*. Pour clarifier les choses, certaines de ces zones précédemment désignées comme des points sensibles ne sont plus incluses. La douleur dans ces régions ressemble généralement à une douleur sourde et constante. Votre praticien de santé envisagera un diagnostic de fibromyalgie si, au moins une fois, vous avez ressenti des douleurs musculo-squelettiques dans au moins quatre des cinq régions douloureuses définies il y a quelques années dans les révisions des critères de diagnostic de la fibromyalgie.

Ce protocole de diagnostic est connu sous le nom de *douleur multisite*. Cette procédure de diagnostic met l'accent sur les régions de la douleur musculo-squelettique et sur l'intensité de la douleur, contrairement à la durée de la douleur, qui était auparavant le point central du diagnostic de la fibromyalgie.

Les recherches ont montré que la fibromyalgie présente plusieurs symptômes, qui varient d'un individu à l'autre. Le principal symptôme est la douleur généralisée ; il peut y avoir des périodes où les symptômes s'atténuent, et d'autres où ils s'aggravent. Certains facteurs ont un impact sur la sévérité des symptômes, tels que

- Conditions météorologiques
- Activité physique
- Niveau de stress

Si vous remarquez des symptômes de fibromyalgie, il est conseillé de prendre rendez-vous avec votre médecin de famille, également appelé médecin généraliste. Un médecin généraliste peut être en mesure de diagnostiquer et de traiter la fibromyalgie. Si ce n'est pas le cas, demandez à être orienté vers un spécialiste tel qu'un rhumatologue, un ostéopathe ou un neurologue.

Bien qu'il existe des traitements pour soulager certains des symptômes, il y a de fortes chances que vous ne soyez pas soulagé instantanément. Il s'agit d'un engagement à long terme pour découvrir et mettre en œuvre la meilleure méthode de soulagement de la douleur pour votre situation particulière. Les principaux signes de la fibromyalgie sont énumérés ci-dessous :

Douleur généralisée

La douleur généralisée est le signe et le symptôme le plus connu de la fibromyalgie. Lorsque vous vous rendez compte que vous souffrez d'une douleur généralisée dans toutes les parties de votre corps, et plus particulièrement dans certaines régions comme le cou ou le dos, il y a de fortes chances que vous soyez atteint de fibromyalgie. Il s'agit généralement d'une douleur continue, même si vous pouvez vous sentir mieux ou moins bien à différents moments. La douleur peut prendre la forme d'une douleur aiguë et lancinante, d'une sensation de brûlure ou d'une courbature.

Rigidité

La fibromyalgie peut vous donner une sensation de rigidité. Cette rigidité peut s'aggraver lorsque vous êtes resté dans une position particulière pendant une période prolongée. Par exemple, vous pouvez ressentir une telle douleur immédiatement après vous être levé le matin. La rigidité peut entraîner une contraction des muscles, ce qui les rend tendus et douloureux.

L'hypersensibilité

La fibromyalgie peut vous rendre hypersensible. Vous serez extrêmement sensible à la douleur dans tout votre corps et vous découvrirez peut-être que vous vous sentez blessé au moindre contact. Si vous vous blessez accidentellement, par exemple en vous cognant l'orteil, vous pouvez ressentir une douleur continue pendant une longue période, au-delà de ce qui est considéré comme normal.

D'un point de vue médical, cette affection est mieux décrite par l'un ou l'autre des termes suivants :

- **Allodynie :** L'état dans lequel vous ressentez de la douleur pour quelque chose qui n'aurait pas dû vous causer de douleur du tout, par exemple un toucher très léger.

- **Hyperalgésie :** il s'agit d'un état dans lequel vous êtes extrêmement sensible à la douleur.

Vous pouvez également être sensible à d'autres choses comme les lumières vives, la fumée et certains aliments. De plus, l'exposition aux stimuli auxquels vous êtes sensible peut entraîner l'apparition d'autres symptômes de la fibromyalgie.

Troubles du sommeil

Un sommeil de mauvaise qualité est souvent décrit comme un sommeil non réparateur. La fibromyalgie peut nuire à votre repos. Les personnes atteintes de fibromyalgie se réveillent souvent très fatiguées alors qu'elles ont eu suffisamment de temps pour dormir. En effet, la maladie peut parfois vous priver d'un sommeil de qualité, ce qui fait que vous ne vous réveillez pas en pleine forme.

Maux de tête incessants

Prenez le temps d'écouter votre corps, en particulier votre tête ; les personnes qui font cela et découvrent qu'elles ont souvent mal à la tête peuvent souffrir de fibromyalgie. La fibromyalgie se traduit généralement par des raideurs et des douleurs dans la région du cou et des épaules, souvent accompagnées de maux de tête récurrents. Ces symptômes prennent différentes formes, allant de maux de tête légers à des migraines sévères, et dans certains cas, vous pouvez vous sentir malade.

Fibro-brouillard

Le brouillard de la fibromyalgie et les problèmes cognitifs sont des conditions liées aux processus mentaux tels que la pensée et l'apprentissage. Toute personne atteinte de fibromyalgie peut présenter certains des symptômes suivants :

- Vous pouvez éprouver des difficultés à parler ou avoir une élocution ralentie ou confuse.

- Vous pouvez avoir des difficultés à vous souvenir et à apprendre de nouvelles choses.

- Vous pouvez avoir du mal à être attentif et à vous concentrer.

Syndrome de l'intestin irritable (SII)

Certaines personnes atteintes de fibromyalgie souffrent également du syndrome du côlon irritable (SCI). Le syndrome du côlon irritable est une affection digestive courante qui provoque des douleurs et des ballonnements dans l'estomac. Il peut conduire à des maladies inflammatoires de l'intestin telles que la diarrhée ou la constipation.

Fatigue

La fibromyalgie peut provoquer de la fatigue ou une fatigue extrême. Cela peut aller d'une légère sensation de fatigue à une fatigue excessive souvent associée à des vertiges de type grippal. Une fatigue extrême peut survenir soudainement et vous vider de toute votre énergie.

Dépression

Des études ont montré que, dans certains cas, la fibromyalgie peut conduire à la dépression. Cela s'explique principalement par le fait que la fibromyalgie peut être frustrante et débilitante. En outre, de faibles niveaux de substances chimiques dans le cerveau, telles que la sérotonine, peuvent être un facteur contributif. Les symptômes de la dépression sont les suivants

- Sentiment constant d'impuissance et de désespoir
- Ne plus s'intéresser aux choses que l'on aimait faire auparavant
- Sentiment d'abattement et de démotivation permanente

Si vous souffrez de dépression, il est préférable de consulter un médecin généraliste, un psychologue, un psychiatre ou un spécialiste de la fibromyalgie.

Autres symptômes de la fibromyalgie

Les personnes atteintes de fibromyalgie présentent parfois d'autres symptômes :

- Anxiété
- Yeux secs
- Syndrome des jambes sans repos

- Douleur sourde dans la partie inférieure de l'intestin ou douleur lancinante

- Cystite interstitielle

- Règles douloureuses inhabituelles

- Sensation de chaleur ou de froid : incapacité à réguler correctement la température du corps

- Incapacité à rester concentré ou à prêter attention

- Engourdissement, picotements, fourmillements ou sensations de brûlure dans les mains et les pieds (picotements, également appelés paresthésies).

- Manque d'énergie

- Problèmes de mémoire

- Crampes ou secousses musculaires

- Brûlures, démangeaisons et autres problèmes liés à la peau

Symptômes les plus graves

Comme indiqué à juste titre, la fibromyalgie peut provoquer des douleurs intenses et constantes. Elle peut être si invalidante qu'elle vous empêche de participer à vos activités quotidiennes. Il se peut même que vous n'ayez d'autre choix que de rester chez vous. Dans le cadre d'une enquête nationale sur la santé, 87 % des participants ont fait état de douleurs pendant la plupart ou la totalité de leurs journées. De tous les symptômes de la fibromyalgie, c'est la fatigue qui peut avoir le plus d'impact sur la vie d'un individu. Les recherches montrent qu'une fatigue constante affecte plus de 90 % des personnes atteintes de fibromyalgie.

La fatigue liée à la fibromyalgie n'a rien à voir avec la fatigue normale que tout individu ressent de temps à autre. Il s'agit d'un épuisement qui vide le corps de son énergie et transforme toute activité en corvée. Environ 40 à 70 % des personnes atteintes de fibromyalgie présentent également des symptômes gênants du syndrome de l'intestin irritable, notamment :

- Douleurs d'estomac
- Gaz
- Ballonnements
- Nausées
- Constipation ou diarrhée

Environ 70 % des personnes atteintes de fibromyalgie souffrent de migraines ou de tensions chroniques, souvent intenses. Les maux de tête peuvent commencer par une douleur des muscles du cou, de la tête ou des épaules.

Symptômes inhabituels

Vous trouverez ci-dessous d'autres symptômes inhabituels auxquels vous ne vous attendez peut-être pas ; ils peuvent être peu fréquents ou ne pas se manifester du tout. Ils se manifestent toutefois chez certaines personnes atteintes de fibromyalgie :

- Gonflement
- Douleur à la mâchoire

- Transpiration abondante

- Douleur thoracique

- Ecchymoses faciles

- Sensibilité à la lumière, à la température, au bruit

- Douleur de la vessie

- Symptômes d'allergie alimentaire tels que respiration sifflante, vomissements, nez bouché ou diarrhée

- Besoin urgent d'uriner

Les personnes atteintes de fibromyalgie présentent toujours un dysfonctionnement au niveau du cerveau et des nerfs, car elles réagissent de manière excessive ou interprètent mal les symptômes typiques de la douleur. Cela peut être dû à un déséquilibre chimique dans le cerveau ou à une anomalie de la racine dorsale affectant la sensibilisation du cerveau (douleur centrale). La fibromyalgie peut également affecter les émotions et le niveau d'énergie d'une personne.

Symptômes de la fibromyalgie chez les femmes

D'une manière générale, les femmes ont souffert de la fibromyalgie plus sévèrement que les hommes. Plus de femmes que d'hommes ont été diagnostiquées et traitées pour le syndrome du côlon irritable (SCI), la fatigue matinale et la douleur chronique généralisée. Les règles douloureuses sont également fréquentes chez les femmes atteintes de fibromyalgie.

Néanmoins, lorsque les révisions de 2016 des critères de diagnostic ont été mises à l'épreuve, davantage d'hommes ont été diagnostiqués comme souffrant de fibromyalgie, ce qui pourrait atténuer le degré de distinction entre le niveau de douleur ressenti par les hommes et les femmes. Il est important de noter que le passage à la ménopause peut aggraver la maladie.

Symptômes de la fibromyalgie chez l'homme

Les hommes aussi sont atteints de fibromyalgie. Ils peuvent ne pas être diagnostiqués parce que la maladie est principalement considérée comme une maladie de femme. Les statistiques actuelles montrent toutefois que le protocole de diagnostic de 2016 étant appliqué plus souvent, de plus en plus d'hommes sont diagnostiqués.

Les hommes souffrent également de douleurs intenses et de symptômes émotionnels liés à la fibromyalgie. D'après les recherches menées en 2018, cette maladie affecte leur productivité, leur qualité de vie, leurs relations et leur carrière. Une partie de la stigmatisation et des difficultés à faire diagnostiquer les hommes est le résultat direct de l'attente de la société selon laquelle les hommes qui souffrent doivent se résigner.

Conditions connexes

Outre les conditions qui déclenchent la fibromyalgie, il existe de nombreuses autres conditions associées. Il serait utile de garder à l'esprit que certaines de ces affections associées sont des rhumatismes qui affectent les os, les articulations et les muscles. Voici quelques-unes de ces affections associées

Lupus

Il s'agit d'un état dans lequel le système immunitaire attaque par erreur des tissus et des cellules sains dans de nombreuses parties du corps.

Trouble temporo-mandibulaire (TMD)

Cette affection peut provoquer des douleurs au niveau des joues, des tempes, de la mâchoire et des oreilles.

Spondylarthrite ankylosante

Il s'agit du gonflement et de la douleur dans certaines parties de la colonne vertébrale.

Polyarthrite rhumatoïde

Cette affection se manifeste lorsque le système immunitaire attaque par erreur les cellules saines des articulations, ce qui entraîne des gonflements et des douleurs.

Arthrose

Dans ce cas, les lésions des articulations provoquent des raideurs et des douleurs.

Déclencheurs possibles de la fibromyalgie

À l'origine, la fibromyalgie était diagnostiquée chez les personnes qui présentaient une douleur généralisée et une sensibilité au niveau de 11 des 18 points de déclenchement précis du corps. Le personnel soignant analysait la personne pour détecter la douleur en touchant ou en appuyant fermement sur ces points de déclenchement.

Les points de déclenchement les plus courants sont les suivants

- Haut des épaules
- Hanches
- Haut de la poitrine
- Genoux
- Dos de la tête
- Coudes extérieurs
- Dos de la tête

Dans la plupart des cas, les zones gâchettes ne font plus partie du processus de diagnostic. En revanche, les professionnels de santé peuvent diagnostiquer la fibromyalgie si vous avez ressenti des douleurs dans 4 des 5 zones d'inconfort définies par les critères de diagnostic révisés de 2016.

Souvent, la fibromyalgie est déclenchée par des événements stressants tels que le stress physique ou le stress psychologique (émotionnel).

Parmi les déclencheurs possibles de cette pathologie, on peut citer

- Une infection virale
- Une plaie

- Se faire opérer

- Etre dans une relation abusive

- Accouchement

- Le décès d'un proche

- L'échec d'une relation

Il est essentiel de noter que la fibromyalgie n'apparaît pas toujours à la suite d'un facteur déclenchant notable ; parfois, elle apparaît tout simplement à l'improviste.

En bref, la fibromyalgie est une affection de longue durée qui entraîne des troubles du sommeil, une dépression, des douleurs diffuses, de la fatigue et de nombreux autres symptômes. À l'heure actuelle, il n'existe pas de traitement pour cette maladie et les chercheurs n'ont pas une compréhension approfondie de ses causes. Les hommes et les femmes atteints de fibromyalgie ressentent les symptômes différemment, mais les déclencheurs possibles restent les mêmes.

CHAPITRE 4 : COMMENT LA FIBROMYALGIE EST-ELLE DIAGNOSTIQUÉE ?

Si vous ressentez une fatigue quasi permanente et que vous avez des douleurs musculaires, vous pouvez penser que vous avez la grippe ou une autre maladie similaire. Si ces douleurs s'accompagnent de troubles gastro-intestinaux, d'insomnies ou d'un brouillard cérébral, envisagez de prendre rendez-vous avec un médecin pour discuter de la possibilité que cette combinaison soit une fibromyalgie. Avant cela, vous devez vous assurer que vous ressentez ces symptômes depuis des semaines, voire des mois. Il est important de noter que la fibromyalgie peut survenir à tout âge, mais qu'elle se manifeste souvent pour la première fois à l'âge mûr.

La fibromyalgie est un état de santé durable qui se traduit par des douleurs généralisées dans presque toutes les parties importantes du corps. Malheureusement, il n'existe pas de tests d'imagerie ou de laboratoire permettant de diagnostiquer la fibromyalgie. Votre médecin vous demandera plutôt de lui fournir des informations détaillées sur les symptômes que vous observez. Il existe une série d'autres maladies qui présentent pratiquement les mêmes symptômes que la fibromyalgie, et votre médecin en recherchera probablement certaines lors du diagnostic. Il s'agit notamment de la maladie de Lyme, du VIH, du SIDA, de l'hypothyroïdie, des maladies dégénératives de la colonne vertébrale et de certains types de cancer.

Le spécialiste peut utiliser des tests cliniques pour éliminer un grand nombre de ces conditions afin de déterminer l'affection précise dont vous souffrez. Sachez que ce processus nécessitera probablement beaucoup d'efforts, de temps et, bien sûr, d'argent. Un rapport de la National Fibromyalgia and Chronic Pain Association indique qu'il faut en moyenne plus de cinq ans à un patient atteint de fibromyalgie pour obtenir un diagnostic précis.

Difficultés de diagnostic

Il est conseillé de prendre rendez-vous avec un rhumatologue ou votre médecin de famille pour discuter de vos symptômes. Vous pouvez également commencer à tenir un journal de la douleur liée à la fibromyalgie pour suivre vos symptômes, noter l'intensité de la douleur et détailler l'impact de la douleur sur vos activités quotidiennes. Une autre façon de savoir si vous souffrez de fibromyalgie est d'utiliser l'application Arthritis Power pour vérifier vos symptômes. Vous pouvez ensuite partager les résultats avec votre médecin.

Voici pourquoi la fibromyalgie peut être difficile à diagnostiquer :

Vous avez peut-être consulté le mauvais médecin

La première chose à faire est d'en parler à un professionnel de la santé, mais vous pouvez aussi demander à être orienté vers un rhumatologue. Lors de la visite chez le rhumatologue, vous devrez effectuer des tests afin d'exclure les affections présentant des symptômes similaires à ceux de la fibromyalgie.

Une fois la fibromyalgie dépistée, vous pouvez consulter un spécialiste de la gestion de la douleur qui vous proposera des traitements personnalisés si vous souffrez de douleurs chroniques. Si vous ne pouvez pas consulter un rhumatologue, peut-être parce qu'il n'y en a pas dans votre région, vous pouvez parler à votre médecin de famille de vos symptômes en détail et mentionner qu'il pourrait s'agir d'une fibromyalgie. Le médecin essaiera de diagnostiquer la maladie pour voir s'il peut traiter les symptômes.

Votre médecin ne vous examine peut-être pas de manière appropriée

Voici une autre raison pour laquelle la fibromyalgie peut s'avérer difficile à diagnostiquer : les médecins investissent beaucoup de temps et de ressources dans le dépistage de maladies qui pourraient être à l'origine des différents symptômes de la fibromyalgie. Ils pourraient détecter une affection totalement différente, comme le syndrome du côlon irritable (SCI) ou la dépression. C'est pourquoi il est essentiel de consulter un spécialiste de la fibromyalgie.

La douleur ne se voit pas

L'incapacité à percevoir la douleur liée à la fibromyalgie rend le diagnostic assez difficile. C'est pourquoi il est essentiel de donner des informations détaillées sur la douleur exacte que vous ressentez, sur ce qui la déclenche, sur sa durée et sur ce qui l'améliore (le cas échéant). La plupart des personnes atteintes de fibromyalgie ressentent souvent des sensations de brûlure ou des picotements accompagnés de douleurs dans certaines régions de leur corps et sont constamment fatiguées. Veillez à confirmer si vous présentez ces symptômes en permanence et à quelle fréquence ; dressez-en la liste et soumettez-la à votre prestataire de soins de santé primaires.

La fibromyalgie est souvent associée à d'autres maladies

La fibromyalgie peut être associée à d'autres maladies comme l'arthrose ou l'arthrite inflammatoire. Ces affections sont classées dans la catégorie des douleurs chroniques. Le rhumatologue exerce son métier en posant des questions connexes et en effectuant des examens de laboratoire ou d'imagerie qui peuvent aider à différencier les affections. Par exemple, un patient peut souffrir de polyarthrite rhumatoïde et en même temps de fibromyalgie. Ces patients peuvent prendre des médicaments qui aident à réduire l'inflammation, mais continuer à ressentir des douleurs chroniques. Dans ce cas, la douleur constante peut être due à la fibromyalgie ou à d'autres affections connexes plutôt qu'à la polyarthrite rhumatoïde. Par conséquent, si vous souffrez de polyarthrite rhumatoïde et que vous pensez être également atteint de fibromyalgie, il serait préférable que vous en parliez à votre rhumatologue pour voir s'il peut traiter les symptômes de fatigue et de douleur corporelle générale.

Tests physiques et antécédents médicaux pour le diagnostic de la fibromyalgie

Pour diagnostiquer correctement la fibromyalgie, votre médecin vous interrogera sur la façon dont vous vous sentez en général. Il peut s'agir des douleurs que vous avez ressenties au cours des dernières semaines, de la fréquence de votre fatigue, des causes probables et de la question de savoir si vous êtes constamment fatigué. Il vous demandera également de préciser les douleurs récurrentes que vous ressentez, leur intensité et la sensibilité de certaines parties de votre corps.

En outre, votre médecin traitant doit vous interroger sur vos autres symptômes, car la fibromyalgie affecte parfois des personnes souffrant d'autres problèmes de santé sans rapport avec elle, comme l'anxiété, les mictions fréquentes, la dépression, les maux de tête, le syndrome de l'intestin irritable et les douleurs à la mâchoire causées par le serrement de la mâchoire. C'est pourquoi il est essentiel d'avoir un médecin qui soit à l'écoute de vos symptômes et qui puisse facilement établir des liens entre eux.

Anciens et nouveaux critères de diagnostic de la fibromyalgie

En 2010, l'American College of Rheumatology a établi de nouveaux critères pour diagnostiquer la fibromyalgie. Selon ces critères, vous pouvez être atteint de fibromyalgie si vous remplissez les conditions ci-dessous :

- Si vous n'avez jamais eu de troubles pouvant expliquer vos symptômes

- Si vous avez un indice de douleur généralisée de 7 ou plus et un score d'au moins 5 sur l'échelle de gravité des symptômes. Ou si vous avez un indice de douleur généralisée d'environ 3 à 6 et un score de 9 ou plus sur l'échelle de gravité des symptômes.

- Si vous ressentez une douleur qui n'est pas due à un autre trouble

- Si vous avez ressenti les symptômes de la fibromyalgie de façon constante pendant près de 3 mois

- Si vous avez des douleurs des deux côtés du corps

- Si vous ressentez des douleurs chroniques dans la partie supérieure et inférieure de votre taille

- Si vous ressentez une douleur dans au moins 11 des 18 points sensibles possibles

Pour répondre à ces critères, vous devez souffrir de douleurs dans au moins 4 de ces 5 régions du corps :

- La région supérieure droite, y compris le bras, la mâchoire ou l'épaule
- La région supérieure gauche, y compris la mâchoire, le bras ou l'épaule
- La région axiale, y compris le dos, l'abdomen, le cou ou la poitrine
- La zone inférieure gauche, y compris la jambe, la fesse ou la hanche
- La zone inférieure droite, y compris la fesse, la hanche ou la jambe

Points d'appel d'offres

Autrefois, les médecins vérifiaient environ 18 régions spécifiques du corps d'une personne afin de déterminer combien d'entre elles étaient douloureuses lorsqu'on les pressait ou les touchait fermement. Les points sensibles qui se trouvent des deux côtés du corps sont les suivants :

- Genou
- Os de la hanche
- Cou inférieur à l'avant
- Bras près du coude
- Bord supérieur du sein
- La base du crâne à l'arrière de la tête

- Dos des épaules

- Dos du cou

- Partie supérieure externe de la fesse

Bien que le comptage des points sensibles ne soit plus généralement accepté aujourd'hui, les personnes atteintes de fibromyalgie remplissent généralement les critères des points sensibles. Bien que certains médecins l'utilisent encore, il ne devrait pas s'agir du test ultime pour diagnostiquer la fibromyalgie, car on peut être atteint de fibromyalgie sans nécessairement ressentir des douleurs dans ces points sensibles.

Tests pour diagnostiquer la fibromyalgie

Comme nous l'avons déjà mentionné, il n'existe pas de test sanguin pour détecter la FBM. Votre médecin peut effectuer une prise de sang pour dépister d'autres affections et en écarter d'autres, notamment le lupus, la polyarthrite rhumatoïde et l'hypothyroïdie, entre autres. Néanmoins, des tests tels que la vitesse de sédimentation des érythrocytes et la protéine C-réactive (CRP) peuvent aider à diagnostiquer l'inflammation dans l'organisme, bien qu'ils devraient être utilisés dans des maladies telles que la polyarthrite rhumatoïde et non la maladie de von Willebrand. Par conséquent, si les résultats de vos tests de CRP s'avèrent faibles ou moyens et que vos tests de vitesse de sédimentation des érythrocytes indiquent une faible inflammation, cela pourrait permettre d'exclure d'autres maladies et obliger votre médecin à vous faire passer un test de fibromyalgie.

Une étude récente montre que l'utilisation d'un test sanguin avancé (spectroscopie vibratoire) peut aider à détecter des biomarqueurs protéiques spécifiques dans le sang qui permettent de distinguer la FBM d'autres affections.

Tests d'imagerie pour diagnostiquer la fibromyalgie

Si l'on peut voir l'arthrite sur une radiographie, c'est l'inverse pour la fibromyalgie. Si vous pouvez identifier les symptômes de la FBM et passer un test d'imagerie, mais que celui-ci n'indique rien, il est plus probable qu'il s'agisse d'une fibromyalgie.

Dans des recherches récentes, des tests d'imagerie cérébrale fonctionnelle effectués sur des personnes atteintes de la maladie de von Willebrand ont permis de détecter un traitement anormal de la douleur dans certaines zones du cerveau. La spectroscopie par résonance magnétique a révélé des concentrations plus élevées de glutamate, un neurotransmetteur, dans certaines zones liées à la douleur chez les patients atteints de FBM.

Autres tests de la fibromyalgie

Votre médecin peut effectuer d'autres analyses de sang, notamment

- Vitesse de sédimentation des érythrocytes
- Test du peptide citrulliné cyclique
- Numération sanguine complète
- Tests de la fonction thyroïdienne
- Vitamine D
- Anticorps antinucléaires
- Facteur rhumatoïde
- Sérologie de la maladie cœliaque

S'il est possible que vous souffriez d'un trouble du sommeil, votre médecin peut également recommander une étude du sommeil pendant la nuit.

Comment les médecins le savent : Que se passe-t-il ensuite s'il s'agit d'un FBM ?

Dès que votre médecin aura diagnostiqué si vous répondez aux critères de la fibromyalgie et exclu d'autres affections, il pourra vous prescrire des traitements médicaux et des changements de mode de vie pour vous aider à gérer et à traiter la fibromyalgie.

Votre professionnel de la santé peut vous suggérer des antidépresseurs qui permettront non seulement de traiter la dépression, mais aussi de gérer la fatigue et la douleur associées à la maladie de von Willebrand.

En cas de fibromyalgie, votre médecin peut également vous recommander des médicaments contre les crises d'épilepsie qui peuvent aider à soulager les douleurs liées aux nerfs, tels que Lyrica (prégabaline) et Neurontin (gabapentine).

Votre médecin peut vous proposer une thérapie cognitivo-comportementale et une thérapie conversationnelle, une thérapie par le massage, une aide chiropratique et/ou l'acupuncture, qui peuvent toutes contribuer à réduire la douleur et les symptômes. Votre médecin vous conseillera probablement aussi de faire régulièrement de l'exercice et de prendre soin de vous.

CHAPITRE 5 : COMPLICATIONS DE LA FIBROMYALGIE

Une fois que la fibromyalgie a été diagnostiquée en raison des signes et des symptômes que vous présentez, il est temps de se concentrer sur la guérison. Pour ce faire, il est important que vous sachiez que la fibromyalgie peut s'aggraver si vous n'êtes pas attentif.

Complications courantes

Au cours du traitement, la maladie peut être aggravée par certaines complications. Certaines des complications associées à la fibromyalgie sont les suivantes :

Augmentation des hospitalisations

Les personnes atteintes de fibromyalgie ont plus de risques d'être hospitalisées qu'une personne ne souffrant pas de cette maladie. Cela s'explique par le fait que les personnes souffrant de cette maladie ont souvent de nombreuses maladies associées. On ne sait pas encore si la fibromyalgie est la cause de ces maladies ou si les maladies sont responsables du développement de la fibromyalgie.

Les affections suivantes sont fréquentes chez les personnes vivant avec la FBM : syndrome de fatigue chronique, migraines et céphalées de tension. Le traitement de ces affections nécessite parfois un suivi médical.

La plupart des maladies qui obligent les patients atteints de fibromyalgie à passer du temps à l'hôpital ont des symptômes facilement identifiables et vous pouvez recevoir des traitements spécifiques de la part de votre prestataire de soins de santé. Les maladies affectant les intestins sont toutefois différentes, car elles sont plus difficiles à traiter.

Risque accru d'affections rhumatismales

Les Centres de contrôle et de prévention des maladies ont émis l'hypothèse que les patients atteints de fibromyalgie courent un risque plus élevé de développer des affections rhumatismales. Il s'agit par exemple de la polyarthrite rhumatoïde, de l'arthrose, du lupus érythémateux disséminé et de la spondylarthrite ankylosante. Ce risque plus élevé est dû au fait que les patients atteints de FBM souffrent souvent de douleurs et de raideurs articulaires, de spasmes musculaires, de faiblesse musculaire des jambes et d'inflammation des mains, des pieds et des membres.

Une autre étude publiée dans Frontiers in Human Science postule également que les patients atteints de fibromyalgie pourraient perdre leur capacité à marcher correctement et à maintenir leur équilibre en position debout en raison de changements dans leur démarche. Certains patients atteints de fibromyalgie éprouvent également des difficultés à se déplacer en raison de la raideur et de la douleur.

Dépression

De nombreux patients atteints de fibromyalgie souffrent de dépression. Cela a conduit de nombreuses personnes à penser qu'il existe des similitudes biologiques et physiologiques entre la dépression et la fibromyalgie. Si cela est vrai, cela suggère que la dépression accompagnerait la fibromyalgie ou vice versa.

Des études ont également montré que 90 % des personnes atteintes de fibromyalgie présentent des symptômes de dépression. La recherche a également montré que les adultes atteints de fibromyalgie sont trois fois plus susceptibles de souffrir de dépression que ceux qui ne vivent pas avec cette maladie. La dépression qui accompagne la fibromyalgie est souvent due à l'isolement et à la douleur que le patient éprouve lorsqu'il lutte contre cette maladie.

En règle générale, la meilleure façon de traiter la dépression est de suivre une thérapie. Des séances individuelles avec un thérapeute qualifié sont conseillées pour vous aider à comprendre votre corps et l'impact de vos pensées sur votre santé. Vous pouvez également rejoindre un groupe de soutien pour rencontrer des personnes souffrant de conditions similaires, ce qui devrait vous aider à gérer les sentiments que vous éprouvez, tels que la solitude ou l'isolement. La dépression peut être traitée ; demandez de l'aide si vous en ressentez le besoin.

Mauvaise qualité de vie

Lorsque nous sommes blessés ou que nous souffrons, nous souhaitons toujours que la douleur cesse pour reprendre notre vie quotidienne, car la douleur n'est pas une expérience agréable. Les personnes atteintes de fibromyalgie ressentent constamment des douleurs qui les empêchent d'accomplir de nombreuses fonctions essentielles, ce qui a un impact direct sur leur qualité de vie. Par exemple, la plupart des personnes souffrant de FBM ont du mal à dormir pendant les heures nécessaires pour se reposer et se régénérer.

Certaines personnes atteintes de ce trouble souffrent d'apnée du sommeil, ce qui peut entraîner une fatigue diurne et augmenter le risque de souffrir de maladies telles que les problèmes cardiaques, le diabète de type 2 et les problèmes hépatiques. La plupart des patients atteints de FBM sont incapables de fonctionner efficacement au travail, à l'école et à la maison.

Les douleurs ressenties par les patients atteints de fibromyalgie limitent leur mobilité, ce qui les empêche de se concentrer sur leurs activités quotidiennes. Le fibro-brouillard est l'un des symptômes que présentent de nombreux patients atteints de FBM. Le fibro-brouillard est un dysfonctionnement cognitif associé à la fibromyalgie ; les patients qui présentent ces symptômes sont facilement distraits, présentent des pertes de mémoire à court terme, ont des difficultés à tenir une conversation et ont des oublis.

Le fibro-brouillard est l'une des raisons pour lesquelles de nombreuses personnes atteintes de FBM ne peuvent pas travailler ; celles qui peuvent travailler ne sont pas aussi productives que les autres et cela diminue la qualité de vie de ces personnes. Ce symptôme accroît la difficulté de certaines activités et rend fastidieuses et stressantes des choses qui étaient auparavant agréables. La difficulté est due à la douleur et à la fatigue qui accompagnent la maladie. La plupart des patients atteints de FBM ont tendance à devenir passifs en raison de la douleur qu'ils ressentent, ce qui les pousse à renoncer à leurs activités habituelles et à leur vie sociale.

Un autre facteur associé qui affecte la qualité de vie des patients atteints de fibromyalgie est la poussée. Lorsque les symptômes associés à la fibromyalgie augmentent ou que leur intensité s'accroît, on parle de poussée. Les poussées peuvent survenir sans avertissement préalable, mais la plupart d'entre elles se produisent lorsque le patient est stressé ou déprimé. Certaines poussées peuvent durer quelques jours, tandis que d'autres peuvent durer plusieurs semaines.

Obésité et déconditionnement physique

Il est fréquent que les patients atteints de fibromyalgie prennent du poids. Il peut être très frustrant de voir sa taille augmenter tout en luttant contre divers symptômes de la fibromyalgie. L'obésité est une complication fréquente pour plusieurs raisons.

La fibromyalgie provoque des changements dans les niveaux hormonaux. Les hormones affectées sont notamment l'insuline et la sérotonine. Les déséquilibres hormonaux dans le corps peuvent entraîner une augmentation de la faim en raison du ralentissement du métabolisme et de la fatigue. Non seulement le manque de sommeil affecte la qualité de vie des patients atteints de fibromyalgie, mais il peut également entraîner une prise de poids, car ces personnes ont un appétit accru, un métabolisme réduit et le désir de manger des aliments très énergétiques sans avoir la capacité ou le désir d'effectuer des mouvements physiques pour compenser l'augmentation de l'apport calorique.

Sensibilité extrême

Une complication fréquente chez les personnes souffrant de fibromyalgie est qu'elles deviennent extrêmement sensibles à tout ce qui les entoure. Cette sensibilité est due à des facteurs environnementaux courants tels que la lumière, le son, les odeurs, les parfums, les lotions après-rasage, les feuilles de séchage et les détergents à lessive. Certains patients sont également devenus extrêmement sensibles aux différences météorologiques, comme les changements de pression barométrique et le début de l'hiver.

De nombreuses personnes atteintes de cette maladie ont signalé qu'elles ressentaient une sensibilité inhabituelle de la peau. Certains décrivent cette sensation inhabituelle comme un très mauvais coup de soleil. Certains patients ont également remarqué que la pigmentation et la texture de leur peau avaient changé.

Vie sexuelle médiocre

De nombreuses études ont montré que les personnes atteintes de fibromyalgie ont une vie sexuelle insatisfaisante. Les études montrent qu'elles ont moins de désir et ressentent plus de douleur ; elles sont également moins excitées par les choses, y compris par le sexe. Le sexe est une activité physique, émotionnelle et mentale. Les personnes atteintes de fibromyalgie sont connues pour être faibles physiquement, émotionnellement et mentalement en raison de l'impact de la douleur sur leur vie. La plupart d'entre elles ont une mauvaise perception de leur image corporelle, ce qui affecte également leur confiance en elles pour participer à des activités sexuelles.

Ce chapitre a montré que la fibromyalgie peut entraîner de nombreuses complications si elle n'est pas correctement prise en charge. Il est essentiel que toutes les personnes vivant avec cette maladie reçoivent les meilleurs soins possibles sur le plan mental, émotionnel et physique.

CHAPITRE 6 : TRAITEMENT MÉDICAL DE LA FIBROMYALGIE

Les médecins ne sont pas encore certains des facteurs causaux de la fibromyalgie, car cette maladie fait qu'une personne ressent de la douleur malgré l'absence de signes d'inflammation ou de lésions physiques. Néanmoins, il existe des traitements médicaux largement acceptés qui peuvent aider à soulager les symptômes.

Méthodes de traitement de la fibromyalgie

Il existe deux façons de traiter la fibromyalgie. Elles sont les suivantes :

- Stratégies d'autosoins
- Médicaments

En réalité, il n'existe pas de traitement unique efficace pour toutes les formes de fibromyalgie. L'application de plusieurs approches permet généralement de faire la plus grande différence.

Approche médicamenteuse

Les médicaments peuvent aider à limiter la douleur liée à la fibromyalgie dans une mesure raisonnable et à améliorer le sommeil. Vous pouvez opter pour l'un ou l'autre des choix suivants :

Antidépresseurs

Savella (milnacipran HCL) et Cymbalta (Duloxetine) peuvent aider à soulager la fatigue et la douleur associées à la fibromyalgie. Votre médecin peut également vous prescrire des relaxants musculaires tels que la cyclobenzaprine ou l'amitriptyline, qui peuvent vous aider à bien dormir et à rétablir l'équilibre des neurotransmetteurs.

Analgésiques

De nombreux patients atteints de fibromyalgie ont trouvé un certain soulagement dans les analgésiques en vente libre tels que l'ibuprofène (Motrin, Advil, etc.), le naproxène sodique (Aleve, etc.) ou l'acétaminophène (Tylenol, Excedrin, etc.). Il est essentiel de noter que les médicaments opioïdes ne sont pas conseillés car ils peuvent facilement entraîner une dépendance ; de plus, les opioïdes aggravent souvent la douleur au fil du temps. Les effets secondaires et les risques d'accoutumance expliquent pourquoi la plupart des professionnels de la santé déconseillent aux patients d'utiliser des narcotiques pour traiter la fibromyalgie.

Médicaments contre les crises d'épilepsie

Les médicaments explicitement conçus pour traiter l'épilepsie sont souvent utiles pour réduire certains types de douleur. Lyrica (prégabaline) a été le premier médicament approuvé par la Food and Drug Administration pour traiter la fibromyalgie, et il a été développé pour empêcher les cellules nerveuses d'envoyer des signaux de douleur. Parallèlement, dans de rares cas, la gabapentine (Neurontin) peut être utile pour réduire les symptômes de la fibromyalgie tels que la douleur nerveuse. Les médicaments contre les crises d'épilepsie ont des effets secondaires tels que des vertiges, une sécheresse de la bouche, des gonflements et une prise de poids.

Autres méthodes de traitement

Marijuana médicale

Il a été démontré que le cannabis médical soulage les symptômes de la fibromyalgie. Des recherches récentes montrent que les personnes atteintes de fibromyalgie qui ont consommé du cannabis médical ont ressenti tout ou partie des effets suivants :

- Amélioration de la relaxation

- Amélioration de la santé mentale

- Une réduction de la raideur et de la douleur

- Sentiment de bien-être

- Augmentation de la somnolence

Des recherches supplémentaires sont toutefois nécessaires pour déterminer les avantages de la marijuana médicale pour la fibromyalgie, car elle a certains effets secondaires, notamment des difficultés de concentration et des troubles du jugement.

Prendre de la vitamine D

Les personnes atteintes de fibromyalgie ont généralement un faible taux de vitamine D. Une étude de 2013 montre que les personnes atteintes de fibromyalgie se sentaient mieux physiquement et ressentaient moins de fatigue lorsqu'elles prenaient des suppléments de vitamine D.

Des recherches sont toujours en cours sur les nouvelles méthodes de traitement médical de la fibromyalgie. Dans ce chapitre, j'ai mentionné les options médicales qui peuvent être utilisées pour soulager les symptômes de la fibromyalgie. Si vous êtes atteint de cette maladie, ne pensez pas que ces options sont les meilleures pour vous sur la base de ce que vous avez lu. Je vous conseille toujours de consulter un médecin avant de commencer votre traitement. De plus, certaines alternatives peuvent être utilisées pour traiter les symptômes de la fibromyalgie, et il est conseillé de discuter de ces options avec votre médecin.

CHAPITRE 7 : THÉRAPIES ALTERNATIVES DE LA FIBROMYALGIE

Traitements thérapeutiques de la fibromyalgie

Il existe plusieurs thérapies permettant de réduire les effets de la fibromyalgie sur la vie en général et sur le corps en particulier. Voici quelques exemples de ces traitements :

Conseil

Les personnes atteintes de fibromyalgie traversent souvent des périodes difficiles et stressantes qui mettent à l'épreuve leurs capacités et leur résilience. Dans un chapitre précédent, j'ai mentionné que de nombreuses personnes vivant avec cette maladie sont souvent anxieuses et déprimées. L'un des moyens de gérer ces facteurs de risque est de parler à quelqu'un qui a de l'expérience dans ce domaine. C'est pourquoi il est recommandé de parler à un conseiller. Parler avec un conseiller, un thérapeute en santé mentale, un psychologue ou un psychiatre peut vous aider à renforcer votre confiance en vos capacités et vous enseigner certaines approches que vous pouvez appliquer pour faire face à des situations stressantes.

Ergothérapie

La fibromyalgie affecte toutes les terminaisons nerveuses du corps, ce qui empêche les patients d'accomplir les tâches quotidiennes. L'ergothérapie est un traitement qui aide les personnes ayant des difficultés à se mouvoir et à coordonner leurs mouvements. Le travail d'un ergothérapeute consiste à vous aider à aménager votre espace de travail ou à adapter la façon dont vous effectuez des tâches spécifiques qui contribueront à réduire le stress sur votre corps.

Thérapie physique

Les kinésithérapeutes diplômés sont spécialisés dans l'étude du mouvement. De nombreux patients atteints de fibromyalgie éprouvent des difficultés dans leurs activités quotidiennes et bénéficieraient de programmes d'étirement et de renforcement. Un kinésithérapeute vous enseignera les exercices à effectuer pour améliorer votre souplesse, votre force et votre endurance. Un kinésithérapeute peut travailler avec des personnes de tous âges, du nourrisson à l'adulte. Des études menées sur l'impact de la kinésithérapie ont montré que des rendez-vous individuels avec des kinésithérapeutes peuvent contribuer à rétablir la santé générale. La kinésithérapie s'est avérée efficace dans le traitement des symptômes de la fibromyalgie, car elle contribue à réduire la fatigue et la raideur.

Hydrothérapie

De nombreuses études ont montré que l'utilisation de l'eau à différentes températures en interne et en externe pour les patients atteints de fibromyalgie peut avoir de nombreux avantages. Un kinésithérapeute peut mener cette thérapie, qui peut aider les patients atteints de fibromyalgie à utiliser leurs muscles et leurs articulations sans trop les solliciter. La balnéothérapie est la forme d'hydrothérapie la plus adaptée au traitement de la fibromyalgie. La balnéothérapie consiste à plonger le patient dans des eaux riches en minéraux ou dans des sources d'eau chaude minérale naturelle pour soulager la douleur. Cette thérapie peut être pratiquée à domicile, dans des centres de santé, des spas et des cliniques de kinésithérapie. L'hydrothérapie est très répandue dans le domaine du sport pour aider les athlètes professionnels à récupérer plus rapidement et pour soulager la douleur. Vous devez également savoir que l'hydrothérapie ne convient pas à tout le monde, car elle peut provoquer une macération de la peau et une infection. Avant de recourir à cette thérapie, assurez-vous que votre médecin et votre kinésithérapeute connaissent vos besoins spécifiques.

Rétroaction biologique

L'efficacité totale de cette thérapie n'est pas connue. Le biofeedback vise à promouvoir la relaxation, ce qui peut logiquement contribuer à soulager les conditions liées au stress. Lors d'une séance de biofeedback, des électrodes et des capteurs digitaux sont reliés à un moniteur qui affiche une lumière et une image indiquant la pression artérielle, la transpiration, le rythme respiratoire, la température de la peau, le rythme cardiaque et l'activité musculaire. Cette technique vous permet de mieux contrôler les actions involontaires qui sont contrôlées par le système nerveux. L'idée du biofeedback est que si vous maîtrisez mieux le fonctionnement de votre esprit, vous maîtriserez mieux votre santé. Elle s'est avéré e efficace dans le traitement de maladies telles que les migraines, l'hypertension artérielle et les douleurs chroniques. Elle a aidé des patients atteints de fibromyalgie à localiser les muscles tendus et à les détendre, contribuant ainsi à traiter les symptômes associés à cette affection. Cette thérapie peut être utilisée sur toute personne atteinte de FBM, quel que soit son âge, à condition qu'elle ne souffre pas d'autres affections sous-jacentes telles que des troubles du rythme cardiaque. Consultez votre médecin avant d'essayer le biofeedback.

Thérapie cognitivo-comportementale (TCC)

Il s'agit d'une autre approche thérapeutique qui utilise les capacités de l'esprit pour améliorer la santé d'un individu. La thérapie cognitivo-comportementale vise à fournir des moyens d'explorer nos actions et nos pensées en identifiant les pensées négatives et les schémas comportementaux. Une fois que vous avez identifié les pensées négatives qui ont joué un rôle dans l'orientation négative de votre esprit et de vos actions, vous pouvez commencer à apprendre à canaliser le pouvoir de votre esprit vers des pensées et des actions positives. Cette méthode est considérée par beaucoup comme la meilleure forme de psychothérapie.

Les idées qui sous-tendent la thérapie cognitivo-comportementale et le biofeedback sont similaires, car elles considèrent toutes deux que les émotions, les actions et les pensées sont liées. Par exemple, si vous ressentez trop de stress au travail et que ce stress affecte votre rendement, vous pouvez utiliser cette thérapie pour modifier votre comportement. De nombreuses publications ont démontré l'efficacité du traitement de la fibromyalgie par la thérapie cognitivo-comportementale. Cette thérapie a permis de réduire le niveau de douleur des patients atteints de cette maladie.

Techniques de traitement chiropratique

Cette méthode de traitement est pratiquée par des chiropraticiens qualifiés dans l'art de localiser les points de pression qui gênent les patients atteints de fibromyalgie. Il existe de nombreux schémas de traitement dans le cadre des soins chiropratiques. La procédure de traitement dépend du type d'affection dont souffre le patient. Les chiropracteurs se concentrent sur l'ensemble du système musculo-squelettique, tandis que les massages se concentrent sur les muscles.

Stratégie d'autosoins

L'application d'une approche d'autosoins est très importante dans la gestion de la fibromyalgie. Cette approche peut parfois s'avérer cruciale. Si vous souffrez de fibromyalgie, vous pouvez envisager d'intégrer à votre routine les modes de vie et les remèdes maison suivants.

Maintenir un mode de vie sain

Mangez bien. Réduisez votre consommation de caféine. Ne consommez pas de produits du tabac. Veillez à faire chaque jour quelque chose d'excitant et d'épanouissant.

Exercice régulier

D'une part, cela peut augmenter la douleur à court terme. D'autre part, si vous le faites progressivement et régulièrement, l'exercice réduira probablement vos symptômes. Parmi les exercices appropriés, vous pouvez faire du vélo, de la natation, de la marche et de l'aquagym. Consultez un kinésithérapeute qui vous aidera à élaborer un programme d'exercices à domicile. Parmi les autres exercices réguliers que vous pouvez pratiquer, citons le maintien d'une bonne posture, les étirements et la relaxation. Ne sous-estimez pas l'importance d'une activité physique régulière.

Hygiène du sommeil

La fatigue étant l'un des principaux symptômes de la fibromyalgie, on ne saurait trop insister sur la nécessité d'un sommeil de qualité. Outre le fait de prendre suffisamment de temps pour bien dormir, veillez à adopter de bonnes habitudes de sommeil, telles que se coucher à une heure précise, se lever à la même heure chaque jour et réduire les siestes pendant la journée.

Gestion du stress

Prenez l'habitude d'éviter le surmenage et le stress émotionnel. Accordez-vous chaque jour du temps pour vous détendre et vous relaxer. Vous n'avez pas besoin d'avoir des remords à ce sujet ; assurez-vous de vous accorder le temps nécessaire. Veillez à respecter ce temps et à ne pas changer votre routine. Rappelez-vous toujours que les personnes qui cessent de travailler ou qui abandonnent toute activité risquent de s'en sortir moins bien que celles qui restent actives dans leurs efforts. Vous pouvez recourir à d'autres mécanismes de gestion du stress, tels que la médiation ou des exercices de respiration profonde.

Fixer un rythme

Se fixer un rythme vous fera du bien. Prenez l'habitude de maintenir votre activité à un niveau régulier chaque jour. Si vous vous engagez trop dans vos bons jours, vous risquez d'avoir d'autres mauvais jours. La modération implique de ne pas en faire trop les bons jours et, en même temps, de ne pas limiter vos capacités ou d'en faire trop peu les jours où les symptômes se manifestent.

Médecine alternative

Les thérapies alternatives et complémentaires pour la gestion du stress et de la douleur ne sont pas nouvelles. Certaines d'entre elles sont pratiquées depuis des siècles, notamment le yoga et la méditation. Ces derniers temps, les bienfaits de ces pratiques sont devenus de plus en plus populaires et intégrés dans le monde entier, en particulier chez les personnes souffrant de maladies de longue durée telles que la fibromyalgie.

Beaucoup de ces traitements semblent soulager le stress et limiter la douleur. De nombreuses pratiques restent non testées car les scientifiques n'ont pas encore pris le temps d'effectuer des recherches suffisantes à leur sujet.

Yoga et tai chi

Il a été prouvé que les exercices de yoga et de tai-chi aident à réguler les symptômes de la fibromyalgie. Cette régulation et ce soulagement sont le résultat de plusieurs stratégies communes au yoga et au tai-chi : la lenteur, la méditation, la respiration profonde et consciente, et la relaxation générale.

Thérapie par le massage

La massothérapie est l'une des plus anciennes méthodes de soins de santé et elle est toujours pratiquée dans la société moderne. Le massage peut être utile car il réduit votre rythme cardiaque, détend vos muscles, augmente la production naturelle d'analgésiques par votre corps et améliore l'amplitude des mouvements de vos articulations. En bref, la massothérapie contribue souvent à soulager le stress et l'anxiété.

Acupuncture

L'acupuncture est un système médical chinois qui consiste à rétablir l'équilibre normal des forces vitales en enfonçant de très fines aiguilles dans la peau à différentes profondeurs. Selon les théories occidentales de l'acupuncture, les fines aiguilles provoquent des changements dans le flux sanguin et les niveaux de neurotransmetteurs dans la moelle épinière et le cerveau.

Planifier votre rendez-vous

Il est bon de reconnaître et de se rappeler que les signes et les symptômes de la fibromyalgie sont presque les mêmes que ceux d'autres troubles. C'est pourquoi il est judicieux de consulter votre médecin avant d'obtenir un diagnostic. Votre médecin de famille peut vous adresser à un spécialiste du traitement de l'arthrite et d'autres affections similaires, comme un rhumatologue.

CHAPITRE 8 : AIDER UN PROCHE À SURMONTER LA FIBROMYALGIE

Vivre avec une personne, en particulier un proche atteint de fibromyalgie, peut s'avérer très difficile, surtout lorsque la personne souffre pendant de longues périodes. Même si vous ne ressentez pas exactement la même douleur que la personne, le fait de voir un être cher souffrir crée un sentiment de malaise. Cela aura sans aucun doute un impact sur votre façon de vivre, car vous devrez l'aider à traverser les périodes difficiles et être là pour elle lorsqu'elle en a besoin, même si ce n'est pas confortable pour vous.

Comment soutenir un proche

Si vous voulez aider un proche atteint de fibromyalgie, vous devez accepter la maladie et tout ce qu'elle implique. Une fois que vous avez accepté la signification du diagnostic, vous pouvez commencer à apporter votre aide. Il existe de nombreuses façons de soutenir un proche atteint de fibromyalgie, énumérées ici :

En savoir plus sur la fibromyalgie

La première chose à faire est de s'informer sur cette maladie. De nombreuses personnes sont désireuses d'aider, mais elles ne savent pas ce qu'est la fibromyalgie. Le manque de connaissances compromet gravement vos chances d'aider un proche et vous risquez d'être plus un fardeau qu'une aide. La lecture de ce livre est un excellent premier pas !

Aidez-les à trouver une routine qui fonctionne

Dans les chapitres précédents, j'ai abordé de nombreux moyens de gérer les symptômes, et vous pouvez choisir n'importe lequel d'entre eux. Trouver le bon régime peut prendre du temps, car le traitement de la fibromyalgie fait souvent appel à des médicaments et à la kinésithérapie, entre autres thérapies alternatives. Une bonne façon de montrer son soutien est de prendre le temps de discuter de certaines des options et de prendre le temps d'aider la personne à s'adapter à de nouvelles routines. Parfois, les personnes souffrant de cette maladie peuvent être réticentes à évaluer correctement les options et il serait utile que quelqu'un qui se soucie d'elles leur suggère des stratégies de traitement possibles.

Rappelez-leur qu'ils n'ont pas grand-chose à faire

La fibromyalgie n'est pas seulement un défi physique, elle est aussi un défi émotionnel, et de nombreuses personnes atteintes de cette maladie sont frustrées par leur incapacité à faire certaines choses. Dans les moments où elles se sentent faibles, soutenez-les et rappelez-leur que le fait de ne pas pouvoir faire certaines choses ne les rend pas moins fortes. La plupart d'entre eux s'épuisent à essayer de se prouver qu'ils ne sont pas faibles, et cet entêtement risque d'aggraver la douleur. Au lieu de leur donner l'impression qu'ils doivent prouver quoi que ce soit, rappelez-leur qu'ils doivent simplement prendre soin d'eux-mêmes et qu'il n'y a pas de mal à s'arrêter.

Les encourager

Le régime de leur traitement deviendra difficile, surtout s'ils ressentent beaucoup de douleur et de fatigue. Soyez toujours là pour les encourager, car ils ont besoin de beaucoup de détermination pour continuer. Par exemple, vous pouvez vous joindre à eux pour les motiver ou faire des choses dont vous savez qu'elles peuvent les motiver. Vous pouvez les aider à trouver un équilibre entre le repos et leur régime quotidien.

Les petites choses comptent

Les petites choses que vous faites pour les personnes atteintes de cette maladie sont très appréciées. La volonté de les aider dans les petites choses peut être utilisée comme une source de motivation lorsqu'elles se sentent faibles. Cela leur montre également qu'elles sont aimées et qu'elles bénéficient d'un bon système de soutien.

Prendre le temps de se ressourcer

Vous ne pourrez pas donner si vous n'avez pas votre propre système de soutien ; le fait d'être le système de soutien d'une personne atteinte de fibromyalgie vous fera payer un lourd tribut. Avant de devenir grincheux ou extrêmement frustré par la personne, faites une pause et revenez après vous être ressourcé. De nombreuses personnes pensent que partir, même pour une courte durée, revient à abandonner la personne dans son besoin, mais ce n'est pas le cas. Il est tout à fait normal de prendre une pause et de revenir après s'être ressourcé.

Rester positif

Le courage n'est pas l'absence de peur, mais la capacité d'aller de l'avant malgré la peur et les obstacles. La fibromyalgie est une maladie chronique très difficile à vivre, mais ce n'est pas une condamnation à mort, et vous pouvez aider à gérer les symptômes avec succès. Ne vous concentrez pas sur les aspects négatifs de la maladie ; gardez à l'esprit qu'elle peut être gérée. Si vous aidez une personne atteinte de cette maladie, veillez à garder une attitude positive, qui déteindra sur elle et l'inspirera.

CONCLUSION

Vous avez maintenant appris à connaître la fibromyalgie, ses signes et symptômes, les critères de diagnostic et les différentes méthodes de traitement. Contrairement aux idées reçues, la fibromyalgie n'est pas une condamnation à mort. Nous avons exploré les différentes causes potentielles de cette affection, car tout le monde peut être diagnostiqué avec la fibromyalgie, même si les statistiques indiquent qu'elle est plus fréquente chez les personnes d'âge moyen.

La première étape du traitement de la fibromyalgie est bien sûr le diagnostic officiel de la maladie. Comme vous l'avez appris, le diagnostic n'est pas toujours simple et vous devrez peut-être consulter plusieurs professionnels. Faites preuve de diligence et n'oubliez pas de ne pas vous auto-diagnostiquer, car il existe plusieurs autres maladies présentant des symptômes similaires à ceux de la fibromyalgie.

Une fois le diagnostic posé, votre médecin vous prescrira probablement des traitements médicaux, généralement sous forme de médicaments et de thérapie physique. Avec l'accord de votre professionnel de santé, n'hésitez pas à recourir à d'autres méthodes de traitement, telles que la thérapie, les massages, l'acupuncture, le yoga, le tai-chi ou la méditation.

Bien que la fibromyalgie soit considérée comme une maladie chronique, n'oubliez pas qu'avec un traitement, les symptômes s'atténuent souvent de façon spectaculaire et peuvent même être en rémission.

Je vous remercie d'avoir pris le temps de lire ce livre et d'en savoir plus sur la fibromyalgie, une maladie sur laquelle beaucoup trop de personnes restent mal informées. Si vous faites partie des personnes qui souffrent actuellement de fibromyalgie, j'espère que ce livre a pu vous aider et je vous souhaite bonne chance dans votre quête d'amélioration de votre santé.